NOUVEL APPAREIL

POUR LE

TRAITEMENT DES FRACTURES

DU

COL DU FÉMUR.

MÉMOIRE

SUR UN

NOUVEL APPAREIL

POUR LE

TRAITEMENT DES FRACTURES

DU COL DU FÉMUR.

Par A. S. GOHIER,

CHIRURGIEN DE LA MARINE.

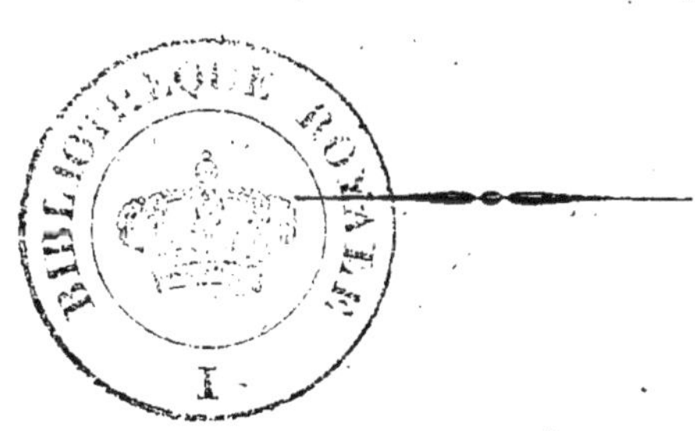

PARIS,

IMPRIMERIE DE GUIRAUDET ET JOUAUST,

RUE SAINT-HONORÉ, 315.

1835.

NOUVEL APPAREIL

TRAITEMENT DES FRACTURES

COL DU FÉMUR.

La fréquence des fractures du col du fémur
et la gravité de leur diagnostic ont appelé d'u-
ne manière spéciale l'attention et les efforts
des habiles chirurgiens qui ont tour à tour oc-
cupé la scène du monde savant ; mais c'est en
vain que leur zèle s'est exercé à cet égard : ils
n'ont pu jusqu'ici prévenir une claudication
aussi gênante dans les besoins journaliers que
désagréable à l'œil.

Néanmoins, les travaux successifs des hommes qui nous ont précédés, et surtout ceux de nos contemporains, ont beaucoup atténué la gravité de ces claudications.

Est-on arrivé au but? Je ne le pense pas. Le célèbre professeur Richerand, dans son bel ouvrage des Progrès récents de la chirurgie, laisse percer quelques regrets au milieu des justes éloges qu'il décerne aux appareils de Desault et de Boyer.

Ce savant praticien cite aussi dans le même ouvrage une observation très curieuse de fracture du col du fémur dans laquelle le traitement de Desault ne fut suivi d'aucune claudication, mais seulement *d'un renversement du pied en dehors.*

Ce résultat, malheureusement si rare, quoique incomplétement heureux, n'est-il pas dû plutôt à l'adresse et au talent de l'opérateur qu'à la perfection de l'appareil dont il a fait usage? C'est ce que l'examen de cet appareil décidera plus tard.

Quoi qu'il en soit, je viens à l'histoire des faits qui m'ont conduit aux résultats que je vais exposer.

Curieux d'examiner le travail de la nature dans la formation d'un cal, j'en cherchai les occasions, et le hasard vint me servir en offrant à ma curiosité un sujet qui avait succombé à une phlegmasie du tube digestif, dans l'hôpital de Brest, au moment où il allait sortir guéri d'une fracture du col du fémur.

Si, pour cette première fois, mon attention fut spécialement concentrée sur le volume que présentait l'os dans la partie fracturée et sur l'oblitération du canal médullaire, enfin sur les phénomènes dont la formation de ce cal avait été la cause spéciale, je m'aperçus aussi que la forme extérieure du membre était modifiée, que le pied était *renversé en dehors*, et qu'enfin tout le membre avait éprouvé une espèce de *torsion* dont le centre d'action était à la cuisse.

Le changement de situation de la ligne âpre surtout était remarquable : de postérieure et de moyenne qu'elle est dans l'état normal, elle était devenue interne. Le nouveau plan auquel elle appartenait était aussi bien plus antérieur : elle avait donc décrit à peu près le quart d'une circonférence dont l'axe de l'os aurait été le centre.

Pour bien fixer tous les points du problème, tel qu'il a été envisagé et tel que je le conçois, je dois tracer rapidement le tableau des essais successifs qui ont été faits pour y arriver, afin qu'après avoir exposé mon mode de traitement, je puisse établir le paralèlle , faire sentir la nécessité des changements que j'ai apportés, et la nécessité de créer quelque moyen nouveau pour un point sinon mis en oubli, au moins complétement négligé jusqu'ici.

Dans les premiers temps de la chirurgie, les essais de traitement pour ces fractures furent très bornés et ne consistaient guère qu'en soins ordinaires aux grandes contusions. Après avoir appliqué les topiques jugés nécessaires, on les fixait au moyen d'un bandage, et, d'après ce que j'ai vu dans les auteurs anciens, on abandonnait à la nature le soin de faire le reste. Quelques tentatives malheureuses ou sans fruit avaient fini par convaincre qu'il était sage de s'en tenir là , et qu'on devait ne diriger les efforts que vers le soin de prévenir les accidents graves qui se déclaraient pendant la maladie, alors si souvent mortelle.

Galien proposa un appareil d'extension permanente, qui sembla à ce grand homme le seul moyen de guérison possible. Son glossocome consistait dans une longue boîte garnie d'un treuil servant à mouvoir un pivot sur lequel venaient se rouler les liens nombreux qu'il avait fixés sur tout le membre malade. Au moyen de poulies de renvoi fixées sur son glossocome, il lui fut facile de faire agir ces liens en sens contraire, quoique arrivant au même point. De cette manière, les lacs placés sur la partie supérieure du membre tiraient de bas en haut, et ceux placés sur la partie inférieure de haut en bas.

Cet appareil, plutôt destiné aux fractures du corps du fémur qu'à celles de son col, avait des défauts trop saillants et trop nombreux pour ne pas être abandonné; et, quand il le fut, ce fut sans retour.

Comme presque tous les appareils pour les fractures du col sont applicables à celles du corps, et réciproquement, il faut bien faire l'histoire des unes et des autres.

Je ne parlerai pas des gouttières en bois, en carton (1), en ferblanc (2), qu'on imagina, et qui par elles-mêmes ne pouvaient s'opposer à aucune espèce de déplacement.

Je passerai également sous silence les moyens si peu complets du spica, du bandage à dix-huit chefs, de la gouttière de Hilden, des attelles d'Arnaud ; des fanons d'osier, si difficiles à fixer eux-mêmes, quoique destinés à contenir ; de la boîte de ferblanc de Lafaye ; enfin, de l'attelle en gouttière de Brunnighausen (3).

Les Arabes sentirent le besoin d'avoir un point de contre-extension permanente, et ne crurent point l'obtenir sans le fixer d'une manière invariable. Ils choisirent nécessairement le bassin, et, y plaçant des lacs, ils les firent remonter jusqu'au chevet de lit, où ils les fixè-

---

(1) Mémoires de l'académie de chirurgie, tome 2, in-4°.

(2) Gouttière de Hilden.

(3) Voir les Maladies des os, par Duverney, tome 1, page 370 ; Mémoires de l'académie de chirurgie, tome 2, in-4°.

rent. Cette idée, bonne en elle-même, quoique jointe à de mauvais moyens d'application, eut des imitateurs.

David (1), J.-L. Petit, Duverney (2), Heister, Scheneider, s'en emparèrent; mais, comme tous abandonnaient la jambe à elle-même, ils trouvèrent le moyen moins bon qu'ils ne s'y étaient attendus, et le laissèrent de côté. Il était resté dans l'oubli, lorsque dernièrement M. Greyseli l'en a pour ainsi dire exhumé.

J'insiste sur un point qui me semble très bon, mais dont, je le crois, il était possible de tirer un parti plus avantageux. C'est ce que j'essaierai de démontrer plus tard.

Mais, en même temps qu'on abandonnait ce moyen, germait l'idée qui avait fait inventer à Galien son glossocome, et on trouva bientôt deux nouveaux moyens d'extension permanente, qui ne différaient entre eux que par la ma-

---

(1) Mémoire sur les contre-coups en diverses parties du corps; prix de l'académie de chirurgie, tome 11, in-12.

(2) Les Maladies des os, par Duverney.

nière de fixer l'attelle ou le glossocome, et qui pouvaient s'appliquer non seulement aux fractures de la cuisse, mais encore à celles du col du fémur. Tous deux, comme ceux qui existent actuellement, avaient pour point d'appui le bassin. Les inventeurs furent J.-L. Petit et Piéropau (1).

Vinrent ensuite les appareils de MM. Brunel, Aitken (2), Desault (3) et Boyer (4), qui furent, à peu de chose près, les mêmes, et qui ne sont, à proprement parler, que des modifications des deux que j'ai cités.

Néanmoins Desault ignorait les deux premiers lorsqu'il inventa le sien, qui était bien préférable, en ce que, plus commode et plus simple, on pouvait aussi se le procurer partout.

Sans entrer dans une description minutieuse de ces divers procédés, rejetés aujourd'hui pour la plupart, je me bornerai à remettre sous

---

(1) Journal de physique, juin 1782.
(2) Essays and Cases in surgery.
(3) Œuvres chirurgicales, tome 1.
(4) Traité des maladies chirurgicales.

les yeux des lecteurs les quatre appareils dont on se sert généralement : ce sont ceux de Desault, de Boyer, de M. Hagedorn, et celui employé à l'Hôtel-Dieu.

—

APPAREIL DE DESAULT.

Il se compose d'un bandage de Scultet à bandelettes séparées, et de compresses ; les malléoles sont garnies d'une compresse épaisse, matelassée, sur laquelle on fixe une bande dont les deux chefs, ramenés sous la plante du pied, viennent, en se croisant deux fois, passer sur le coude-pied, pour être amenés de nouveau de chaque côté de la face plantaire, et servir plus tard de moyen de traction. Le membre est garni de chaque côté de coussins de balles d'avoine et de draps fanons, dont l'interne est replié pour s'accommoder à la différence de longueur. Une attelle est roulée dans le côté interne du drap, jusqu'à ce qu'elle soit à la partie moyenne de la cuisse ; on en fait autant du côté opposé pour

une attelle plus longue, dont l'extrémité supérieure échancrée doit rester en dehors du
drap fanon. L'extrémité inférieure de cette
attelle doit également être découverte à l'en-
droit où elle est échancrée, et percée d'une
mortaise. Une troisième attelle est placée sur
la partie antérieure de la cuisse, depuis l'aine
jusqu'au genou ; et le tout est fixé au moyen
de cinq liens de ruban de fil.

Alors on place un bandage de corps sur le
bassin, qui doit laisser libre l'attelle externe.
Un sous-cuisse placé du côté sain retient ce
bandage du corps. Une compresse semblable
à celle placée sur les malléoles est mise le
le plus perpendiculairement possible sur l'aine, en passant sur la tubérosité de l'ischion ;
puis la partie postérieure est ramenée sur l'é-
chancrure supérieure de l'attelle externe, et
de là jusqu'au devant du point de départ, ou
on en noue les deux chefs sur le bandage de
corps. Enfin, saisissant les deux extrémités de
la bande fixée au pied, on en fait passer un
bout par la mortaise, l'autre sur l'échancrure,
et on noue fortement, après avoir exercé sur
le membre une traction suffisante. Une bande

dont le plein est placé sous la plante du pied, et dont les chefs, amenés sur le coude-pied, où ils sont croisés, vont se rendre horizontalement sur chaque attelle, est destinée à prévenir les déviations à droite ou à gauche.

L'appareil de Boyer diffère peu, quant à l'idée-mère, du précédent, et se compose :

1° D'une longue et forte attelle garnie en fer, terminée supérieurement par un crochet mousse, présentant inférieurement et dans la moitié de sa longueur une fente ; dans cette fente est reçue une vis sans fin, qui traverse un écrou mobile, à la partie interne duquel est fixée une lame ou bride d'acier horizontale; cette lame ou bride est percée à son milieu d'une fente parallèle à sa longueur, et des extrémités de laquelle partent verticalement deux tiges recourbées à leur partie inférieure, qui appuient sur le lit, et sont destinées à servir de support à l'appareil ;

2° D'une semelle en cuir battu recouverte d'une peau de chamois, et garnie vers son talon d'une large courroie de peau douce fendue elle-même en deux lanières ; la face inférieure de cette semelle donne naissance à deux tenons disposés sur la même ligne verticale, et placés à dix lignes l'un de l'autre ;

3.º D'un sous-cuisse en cuir terminé par une boucle, et rembourré de l'aine à son milieu, où il est recouvert de peau de mouton ; ce sous-cuisse présente sur sa face externe un godet ouvert par le bas et destiné à recevoir l'extrémité de l'attelle. Le membre se trouvant convenablement garni pour être à l'abri de pressions trop fortes, on unit l'attelle à la semelle en engageant les tenons de celle-ci dans la fente que présente la lame ou bride d'acier, et on l'y fixe par écrou. Alors, tournant la vis de gauche à droite, avec une manivelle, l'écrou descend en entraînant la semelle, et par suite tout le membre, puisqu'elle est fixée au pied par les courroies de cuir.

Le reste de l'appareil est entièrement semblable à celui de Desault.

Celui de l'Hôtel-Dieu diffère des deux autres en ce que les deux attelles dont on se sert dans cet appareil agissent à la fois. Voici comment : l'attelle externe, plus longue, échancrée en haut, mortaisée à sa partie moyenne et à sa partie inférieure, n'est point enveloppée dans

le drap fanon ; l'attelle interne, également libre, mais plus courte, présente la même dis-
position à la mortaise moyenne près ; le pied
est disposé comme dans l'appareil de Desault,
et une courroie matelassée est placée à l'aine,
comme dans celui-ci ; mais les deux bandes
servant à l'extension du pied s'engagent dans
deux petites mortaises longitudinales ména-
gées sur une traverse maintenue dans les deux
mortaises inférieures des attelles de gauche et
de droite. Un lacs, dont le milieu est engagé
dans l'échancrure de l'attelle interne, vient se
fixer dans la mortaise pratiquée à la partie
moyenne de l'attelle externe.

On conçoit alors qu'en exerçant l'extension, les deux attelles soient poussées de bas
en haut.

L'interne transmet une partie de son mouvement à l'externe, par le moyen du lacs oblique engagé dans son échancrure supérieure,
et l'externe est, comme dans l'appareil de Desault, retenue par le sous-cuisse passé dans son
échancrure supérieure.

L'appareil de M. Hagedorn consiste dans une

longue attelle, plus large en haut qu'en bas, creusée d'une espèce de gouttière jusqu'à son quart inférieur environ, et terminée par deux tenons qui peuvent s'engager dans deux trous pratiqués sur une autre pièce de l'appareil, qu'on peut appeler la semelle. C'est une plaque métallique rectangulaire, assez grande pour s'étendre sous la plante des deux pieds; elle est percée de plusieurs rangées de trous. On ajoute à tout cela deux espèces de guêtres, destinées à environner la partie inférieure des deux jambes. On commence par en appliquer une sur la jambe saine, on place ensuite l'autre sur la jambe malade, en ayant soin de laisser pendre les deux bouts de lacet de l'une et de l'autre guêtres.

Le membre sain convenablement garanti par des remplissages, on applique à son côté externe l'attelle, qu'on fixe par quatre lanières de cuir. Les deux tenons qui la terminent sont engagés dans les deux trous de la semelle, et assujettis en dessous par deux écrous. Après avoir placé un coussinet sur la plaque, entre celle-ci et la plante des pieds, on fait passer

les deux bouts du lacet de la guêtre, du côté
sain, dans les trous ménagés sur cette plaque,
et on les noue. Ensuite on pratique l'extension
sur le membre malade, jusqu'à ce que la
plante du pied soit arrivée à la plaque, ou plutôt au coussinet qui la recouvre. Alors, bien sûr
de l'avoir ramené à sa longueur normale, on
noue comme pour le précédent et de la même manière les deux bouts du lacet de cette
guêtre.

Ces appareils ont été plusieurs fois modi-
fiés. Celui de Desault l'a été par Vanhoute,
qui a ajouté une traverse à l'attelle, pour faire
une extension directe ; par Alban, qui a fait
un levier du premier genre, au moyen d'une
traverse appuyée sur l'attelle. L'attelle de
Boyer a été placée en dedans par Welbanck,
qui y a ajouté supérieurement une espèce de
crosse, laquelle prend pour l'extension son
point d'appui sur l'ischion.

Klein fixe les deux membres à la fois, comme
M. Hagedorn ; mais il a deux attelles placées
au côté externe de chaque membre, et y
joint, comme Boyer, une semelle mobile

commune aux deux pieds, et fixée sur l'extrémité des attelles.

L'appareil de l'Hôtel-Dieu a été aussi modifié par Mayer, qui remplace le sous-cuisse par une lanière partant de l'attelle interne, pour se fixer sur l'échancrure de l'attelle externe; et son attelle interne, comme celle de Welbanck, est terminée par une crosse qui embrasse l'ischion.

Si tous ces appareils forment, du bassin et de la cuisse, un tout immobile, certes ce n'est pas d'une manière absolue : car les muscles profonds ne sont pas gênés dans leur action, et il en est qui portent le membre dans la rotation en dehors, tels que les muscles iliaque et psoas, le pyramidal, l'obturateur interne, etc. Ce mouvement doit mettre les fragments dans des rapports peu convenables; ensuite les deux premiers ont, malgré les modifications qu'on leur a fait subir, le grave inconvénient d'exercer sur l'aine une compression souvent fatale, et toujours extrêmement douloureuse. M. le professeur Richerand en cite un exemple, qui est d'autant plus intéressant qu'il semble, par l'initiale F, et par ce qu'il ajoute, indiquer le célèbre général Lafayette (1).

L'appareil de l'Hôtel-Dieu a le même inconvénient, et de plus celui d'ajouter à cette compression celle de l'attelle interne, dont le contact ne peut être empêché, malgré le lacs passé obliquement de son extrémité supérieure à la partie moyenne de l'attelle externe.

Tous trois, d'ailleurs, ne permettent pas de s'assurer si l'extension est suffisante, et si elle l'est constamment : car les liens, en se relâchant incessamment, exigent une surveillance continuelle, et malheureusement toujours inefficace. Ensuite les déplacements continus qui sont la suite nécessaire de ces relâchements doivent nuire à la guérison d'une manière très prononcée.

L'appareil de M. Hagedorn semble moins imparfait sous plusieurs rapports : d'abord

---

(1) Nosographie chirurgicale, 1821, tome 3.

parce qu'il permet de s'assurer continuelle-
ment des rapports de longueur, et ensuite
parce qu'il n'exerce ses compressions les plus
fortes que sur le membre bien portant, qui
se trouve plus en état de supporter cette action que l'autre; mais, outre la gêne horrible,
et presque impossible à supporter, qui résulte
de l'immobilité des deux membres à la fois,
pour un temps aussi long que celui nécessaire au travail de la nature, l'obliquité d'action des forces doit nuire aux résultats d'une
manière extrêmement fâcheuse.

Dans tous les cas, cet appareil a, peut-être
plus que tous les autres, le grave inconvénient
de ne s'opposer en aucune manière au renversement du pied en dehors. Comment croire,
en effet, que la bande tournée sur le pied, et
fixée aux attelles externe et interne, soit suffisante pour neutraliser cette action rotatrice?
Les résultats ne prononcent que trop bien sur
cette question, puisqu'il est presque inouï que
ce renversement ait été évité à la suite de ces
guérisons. Si jamais il est constant qu'il ait été
évité, du moins ne l'ai-je jamais vu; et toutes
les observations que j'ai lues, et qui mention-

naient exactement les résultats de la cure , ac-
cusaient cette difformité. Quelques cas isolés,
et purement exceptionnels, si l'on pouvait en
citer contre mon assertion , détruiraient-ils la
haute importance dont il est pour la science
de rechercher les moyens de prévenir cet ac-
cident si fâcheux, et pour ainsi dire inévitable ?

L'exposition des moyens curatifs employés
jusqu'ici prouve que le problème n'a consisté,
pour les auteurs, que dans ces trois points :
contention , *contre-extension* , *extension*.

Mes expériences et mes calculs m'ont amené
non seulement à changer , d'une manière que
je crois avantageuse, quelques uns des moyens
de résoudre ces trois points , mais surtout à
ajouter un quatrième point au problème , et à
en proposer également la solution : ce point,
non moins important que les trois autres , est
le *contre-renversement du membre en dehors*.

L'examen des appareils que j'ai cités a prou-
vé suffisamment la nécessité de changements à
introduire. La description de mes moyens va
mettre à même de juger si j'ai atteint le but.

Quant aux moyens de *contention* , mon
opinion personnelle est qu'ils sont suffisants ,

et que les trois attelles qu'on emploie peuvent très bien s'opposer à des déplacements que je ne crois plus guère possible que d'avant en arrière, ou de dehors en dedans.

Je ne connaissais pas les travaux de M. Greyseli, lorsque je pensai, d'après les Arabes, à chercher de nouveaux moyens de *contre-extension*, en fixant invariablement le bassin. D'ailleurs la ceinture en cuir de M. Greyseli ne me semble pas complétement atteindre le but que je me suis tracé. Afin d'y parvenir, je fais faire une espèce de caleçon sans jambe, largement échancré, à partie supérieure de la cuisse, pour la laisser tout entière à découvert, et éviter d'exercer une compression sur l'arcade crurale. Il est aussi ouvert de manière à permettre facilement les différentes excrétions, et à ne pas gêner les organes de la génération, soit de l'homme, soit de la femme.

En le faisant lacer sur les deux côtés externes du bassin, et en protégeant les tissus du contact du lacet par une large bande de chamois très moelleux, comme tout le caleçon, je me laisse la faculté d'appliquer le même caleçon à des sujets de dimensions variables. Deux espèces de coussinets placés en dedans du caleçon, et creusés pour recevoir les éminences ischiatiques, auxquelles ils doivent répondre exactement, m'assurent un point d'appui solide et invariable, qui a pour auxiliaires ceux moins avantageux pris par le caleçon sur le périné et sur les saillies formées par les fesses et le sacrum. Le sacrum, à l'aide de ce même moyen des coussinets, m'offrirait un point d'appui presque aussi puissant que l'ischion, si je ne craignais de gêner les dernières paires de nerfs qui sortent des troncs sacrés postérieurs. Quatre lanières sont fixées à ce caleçon ; deux d'entre elles, longitudinalement parallèles, vont se fixer au chevet du lit et établissent l'impossibilité d'un mouvement du bassin de haut en bas ; les deux autres, transversales et opposées, sont fixées de chaque côté du lit, pour s'opposer aux mouvements de gauche à droite ou de droite à gauche.

Enfin, pour empêcher que mon caleçon ne soit trop fortement attiré en arrière, et ne presse par conséquent sur l'abdomen et sur le pubis, sans profit pour la force contre-extensive, je fixe obliquement de dedans en dehors et de bas en haut deux lacs ou deux lanières étroites, qui partent du point du caleçon correspondant au pubis, qui sont cousues au caleçon même dans tout leur trajet , et dont les extrémités externes libres sont fixées à chaque côté du lit (1).

---

(1) Se procurer facilement toutes les pièces d'un appareil, dans quelque lieu que ce soit, est un avantage trop réel et un élément de succès trop évident pour que je n'y aie pas longuement réfléchi. J'ai craint que, hors des villes et dans des cas exceptionnels, on n'éprouvât quelques difficultés à se procurer mon caleçon ; dans ce cas j'engagerai à y substituer les objets suivants , qu'on peut se procurer partout : on prendra deux compresses longues et assez larges pour embrasser et dépasser un peu les éminences ischiatiques ; on les matelassera bien ; et, après les avoir placées longitudinalement de bas en haut, on les maintiendra dans cette situation au moyen d'un large bandage de corps également matelassé, sur lequel on fixera, en les cousant, les quatre extrémités des compresses.

On coudra encore sur ce bandage 1° postérieurement les quatre lanières citées plus haut, dirigées vers le chevet et les côtés du lit ; 2° antérieurement les deux lacs

Je garnis le membre, comme dans les autres appareils, de compresses, d'un bandage de Scultet, de draps fanons, dans lesquels je roule deux attelles ordinaires et de la longueur du membre ; j'ajoute une troisième attelle, garnie, que je place sur la partie antérieure de la cuisse, qu'elle ne dépasse pas ; j'assujettis le tout par des rubans de fil, et je m'occupe des moyens d'*extension*.

La compression qu'on est obligé d'exercer sur l'extrémité inférieure de la jambe, sur l'arti-

---

obliques, comme je l'ai indiqué pour mon caleçon, et devant servir à remplir les mêmes indications.

Mais ce n'est qu'à défaut du caleçon qu'on doit recourir à ce moyen, qui a le désavantage d'avoir des points d'appui moins nombreux et moins solides. Néanmoins, malgré son infériorité par rapport au caleçon, il est encore bien préférable aux autres moyens connus de contre-extension, puisqu'il agit là où il faut, et que ses points d'appui, invariablement placés sur l'ischion, ne peuvent être dérangés, alors même qu'on emploiera une traction oblique, comme dans les appareils en usage jusqu'à ce jour.

culation du pied et sur le pied lui-même, cause souvent des désordres assez graves; et je crois que les compresses matelassées employées pour protéger ces parties sont insuffisantes pour atteindre ce but. Mais j'ai remarqué que les fourrures, mises en contact immédiat avec la peau, sont susceptibles d'être comprimées aussi fortement, sans exercer une influence égale sur les parties qui leur sont sous-jacentes, sans doute à cause de leur grande élasticité. C'est un fait qu'il est facile de vérifier, et dont on peut s'assurer aussitôt qu'on le désirera.

En conséquence, autant que les circonstances le permettent, je chausse le pied d'un brodequin fourré, et c'est sur ce brodequin que je place mon lacs, pour exercer mon *extension permanente*. Je tourne d'abord ce lacs vers son plein sur la jambe; puis je le ramène sur la semelle, où je le croise pour le faire passer sur le coude-pied; là, croisé de nouveau, je fais passer chacune de ses extrémités d'un côté et de l'autre du pied. Ces deux bouts, que j'ai eu soin de conserver très longs, sont réunis de manière que ce point de jonction corresponde à l'axe du membre. J'attache à l'extrémité un

certain poids ; je fixe au pied du lit une planche dressée debout , mais posée obliquement,
de telle sorte que l'extrémité inférieure vienne
presque sous le lit , et que la supérieure tende
à s'en éloigner. Cette planche porte à sa partie
supérieure une poulie, sur laquelle roulent les
deux lacs d'extension, armés de leur poids, que
j'augmente ou diminue suivant le plus ou le
moins de résistance que j'éprouve. Guy de
Chauliac est le premier qui eut l'idée d'exercer
l'extension à l'aide de poids; mais j'ignore comment il appliquait cette idée , qui me semble
très ingénieuse. Quant au mode d'application
que j'emploie ; je l'ai vu mettre en pratique
avec succès, à l'hôpital maritime de Brest, par
un de nos plus habiles chirurgiens, M. Foul-
lioy, premier chirurgien en chef de la marine
dans ce port.

Ce moyen d'extension me paraît avoir une
grande supériorité sur les autres : d'abord, en
ce qu'il est facile d'en augmenter ou d'en di-
minuer l'action à volonté, et *dans une mesure
exacte ,* par l'addition ou l'enlèvement de frac-
tions de poids ; ensuite et principalement en ce
que la masse suspendue, obéissant aux allon-

gements successifs des différentes pièces destinées à faire la contre-extension et l'extension,
exerce, dans tout état de choses, une action
toujours la même.

Enfin j'arrive au point essentiel, qui me
semble n'avoir pas attiré suffisamment l'attention des maîtres de la science : je veux parler
du *contre-renversement* du membre de dedans
en dehors.

La haute importance que j'attache à remplir
cette indication est basée sur ce que, l'action
des fléchisseurs et des extenseurs étant neu-
tralisée par l'extension continue, les muscles
jumeau, pyramidal, obturateur interne, psoas
et iliaque, pectiné, adducteur, couturier,
carré crural, etc., ont conservé toute leur
puissance (1). L'action rotatrice qu'ils exer-
cent en changeant les rapports des fragments
ne nuit-elle pas évidemment à la coaptation,

---

(1) Chacun peut observer sur lui-même l'énergie de
cette puissance rotatrice. On n'a qu'à tendre fortement
la jambe et la cuisse pour voir avec quelle facilité la
volonté, malgré cette contraction, fait tourner le

et ne peut-elle pas aider à rendre inefficaces les moyens d'extension ?

Pour atteindre ce but si essentiel, j'ai une forte tige de métal posée verticalement, et que je fixe, suivant les circonstances, sur le bois du lit ou sur le sol (Voir les fig. 9 et 10, pl. 2).

La partie supérieure de cette tige plus petite est une vis destinée à recevoir une plaque également métallique, sur une des extrémités de laquelle on a ménagé une ouverture *ad hoc*. Un écrou unit solidement ces deux pièces. Cette plaque, bien matelassée, vient passer sous l'articulation fémoro-tibiale. L'extrémité interne porte un crochet destiné à recevoir plus tard un ressort à boudin. De cette même extrémité de la plaque naît aussi un étrier à ressort, destiné à embrasser toute l'articulation ; il est doublement concave à l'inté

membre en dehors, et combien au contraire il est difficile, pour ne pas dire impossible, de faire tourner le membre de dehors en dedans, en soutenant cet état de contraction.

rieur, pour bien remplir cette fonction. Une pelotte placée à son extrémité libre rend sa pression sur le condyle externe moins douloureuse. Deux autres pelottes que j'ai mises de chaque côté de la rotule servent à remplir la dépression qui existe de chacun de ces côtés. Cet étrier porte à sa face externe et supérieure un crochet destiné à recevoir un anneau du ressort à boudin. (Fig. 4 et 5, pl. 2.)

Ce ressort à boudin (fig. 2 et 3, pl. 2) est terminé de chaque côté par un anneau : l'un d'eux est retenu par le crochet de la plaque; et l'autre, qui sert d'abord à tendre ce ressort, est arrêté par un second crochet, que l'on voit à la partie externe et supérieure de l'étrier. (Fig. 1, pl. 1.)

La différence de grosseur qui existe entre le genou, la cuisse et la double saillie du mollet, ne laisse aucune difficulté à l'introduction de mon étrier entre les attelles ; quant au ressort à boudin, il se place en dehors de l'attelle (1).

---

(1) Je prends le membre comme centre.

N. B. J'ai déjà eu l'occasion, dans l'exercice de mes

Au lieu de placer une bande sur le pied, et d'en fixer les deux extrémités sur les attelles externe et interne, pour prévenir son renversement je ramène les deux bouts de cette bande sur l'attelle interne, en tirant un peu le pied en dedans, bien sûr que l'allongement de

fonctions, de me servir de l'appareil que je propose; mais je n'avais pas encore trouvé le moyen que je donne aujourd'hui pour prévenir le renversement. Ensuite, au lieu du caleçon, j'avais eu recours aux compresses matelassées dont j'ai donné la description dans une note précédente. Je me servis de lanières tournées sur le membre, et attirées de haut en bas, et de dehors en dedans, comme dans les fig. 1 et 2 de la planche 3. Les résultats furent heureux en dernière analyse; mais si je n'avais plus à craindre le raccourcissement ni le renversement, la faiblesse extrême des muscles et la dépression évidente des parties sous-jacentes aux lanières me firent craindre long - temps de ne pouvoir rendre aux muscles de ce membre eur puissance primitive. Des frictions, des bains tièdes aromatiques, et des exercices modérés, en triomphèrent enfin.

la bande laissera bientôt cette partie repren-
dre la position verticale.

Comme on a pu le voir dans l'appareil que
je propose , les idées qui ont produit les diverses pièces dont il se compose sont loin de
m'appartenir toutes , et je me suis empressé
de faire connaître la source où je les ai puisées;
mais la dernière est entièrement et exclusive-
ment de mon invention , ainsi que l'idée qui
me l'a suggérée. Dans quelques autres appli-
cations, je pense qu'on trouvera aussi quelque
chose de neuf; au moins ne les ai-je ni vues ni
lues. Et , quoique bien différent du mien , le
procédé de M. Greyseli ne m'était même pas
connu, lorsque déjà j'avais imaginé mon caleçon. Ce n'est que dans diverses recherches
historiques que j'ai lu quelques mots sur cet
objet , et j'ai vivement regretté de ne savoir
où chercher des documents plus étendus que
ceux qui suivent : « C'est sans doute sur l'idée
» des Arabes qu'est basé l'appareil de M. Grey-
» seli , dans lequel il entoure le bassin d'une
» ceinture de cuir à laquelle sont attachées
» quatre lanières de cuir, dont deux vont se

» fixer au chevet du lit et deux aux pieds.» On n'ajoute rien à cet aperçu : je me crois donc fondé à penser que ce moyen d'application ne m'appartient pas moins pour cela.

Ai-je bien compris le problème, ai-je aussi trouvé les moyens d'application les plus convenables ? Dans ce cas, j'aurais rendu un service important à l'humanité ; mais il ne sera pas permis alors de perdre de vue tout ce qu'on devra à la *puissance d'approbation* des habiles praticiens qui sont appelés à juger mon œuvre. En décidant que mon appareil est bon, n'auront-ils pas assuré son emploi général ? et, dès lors, si la reconnaissance devient obligatoire, ne devra-t-elle pas se porter également sur eux ?

Je termine en observant que dans toute *invention* il y a l'idée-mère, qui est essentiellement nouvelle, et qui détermine cette qualification ; que les moyens d'application, quoique très importants à leur tour, ne sont que des accessoires. Dès lors, sans perdre ses droits, on peut voir avec plaisir proposer de meilleurs moyens d'application ; et avec l'expérience des progrès journaliers que font toutes les sciences , il serait absurde de ne pas supposer la possibilité d'en voir surgir de meilleurs ou d'en trouver soi-même. Modifier est un droit que raisonnablement je ne puis contester, mais que je puis me réserver avec une égale justice.

FIN.

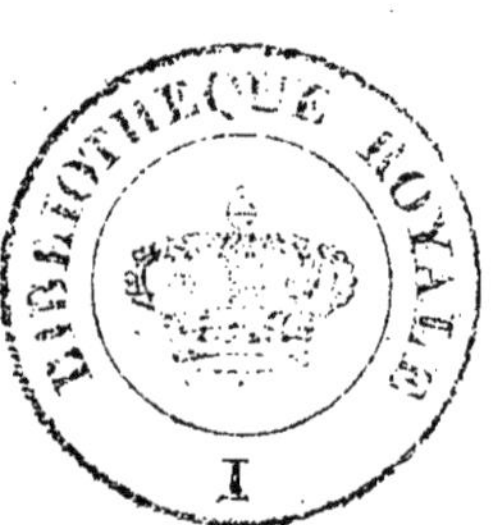